CONTRIBUTION A L'ETUDE

DES

Thrombo-Phlébites du Sinus latéral

LA THROMBOSE DU SINUS

sans communication avec l'abcès mastoïdien

PAR

le Docteur Albert COSTIL

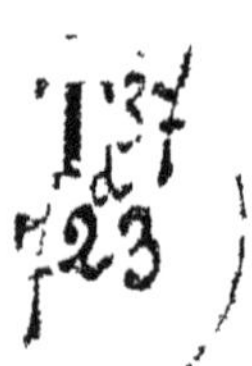

CONTRIBUTION A L'ETUDE

DES

Thrombo-Phlébites du Sinus latéral

LA THROMBOSE DU SINUS

sans communication avec l'abcès mastoïdien

PAR

le Docteur Albert COSTIL

Ancien prosecteur de l'École de médecine de Rennes
Ancien externe des Hôpitaux de Rennes et d'Alger

Après un pieux hommage rendu à la mémoire vénérée de mon père et de ma mère, je dédie ce modeste travail à ma femme, à ma sœur, à mon oncle l'abbé Costil, à tous ceux qui me sont chers.

Arrivé à la fin de nos études médicales, c'est un devoir pour nous de remercier tout d'abord nos maîtres de Rennes et d'Alger, qui nous ont aidé de leurs conseils et éclairé de leur science.

Que M. le Professeur Lhuissier, de Rennes, auprès duquel nous avons rempli les fonctions de Prosecteur d'anatomie, et MM. les Professeurs Véron et Lautier reçoivent ici l'expression de nos remerciements sincères.

Nous devons un hommage tout particulier à MM. les Professeurs Cochez, Rey et Goinard, d'Alger, pour l'intérêt qu'ils n'ont cessé de nous témoigner ; nous leur offrons l'assurance de notre vive reconnaissance.

Nous avons fait fonction d'Interne dans les services de MM. les Docteurs Sallège, Curtillet, Denis, Soulié et Battarel ; nous remercions ces maîtres éminents de leurs bonnes leçons ; ils nous ont appris à aimer l'art médical et à supporter courageusement les épreuves de notre profession.

A. Costil.

MM. les Professeurs Brück, Brault, Vincent, Scherb, Raynaud, Sabadini, et MM. les Chefs de clinique Cabanne, Aboulker, Gillot, ont droit à tous nos remerciements.

D'autres devoirs non moins doux nous restent à remplir.

Pendant notre séjour à Lyon, au mois de juillet dernier, nous eûmes tout particulièrement l'occasion d'apprécier le dévouement de M. le Professeur J. Courmont, qui nous prodigua ses soins au cours d'une longue et pénible fièvre. Que ce maître distingué reçoive ici l'expression de notre vive reconnaissance et le modeste hommage de notre admiration.

M. le Professeur Trévier, MM. les Docteurs Lyonnel et Paul Courmont qui nous ont témoigné à cette occasion tant d'intérêt, ont droit à toute notre gratitude.

M. le Docteur Lannois a bien voulu nous inspirer notre thèse, nous lui en sommes profondément reconnaissant.

Nous prions M. le Professeur Poncet, qui nous a fait l'honneur d'accepter la présidence de cette thèse, d'agréer l'expression de nos remerciements respectueux.

N'oublions pas enfin l'accueil qui nous a été réservé par MM. les Internes de Lyon, à qui nous conserverons notre meilleur souvenir.

INTRODUCTION

« Tout est dit depuis sept mille ans qu'il y a des hommes qui pensent...., on ne fait que glaner après les anciens et les plus habiles d'entre les modernes. » (La Bruyère.)

Bien que l'étude des mastoïdites et de leurs complications intra-crâniennes soit de date relativement récente, il ne semblerait pas, à parcourir les nombreux documents publiés sur cette question, qu'il pût en exister une partie encore inexplorée.

Cependant, même dans les sujets les plus connus, surtout quand leur étude ne remonte qu'à un petit nombre d'années, il existe des recoins obscurs.

Après avoir présenté à la Société médicale des Hôpitaux de Lyon l'observation du petit malade que nous publions plus loin, M. le Dr Launois nous engagea à rechercher dans la littérature médicale des observations analogues de phlébite du sinus latéral, sans lésions de la corticale interne mastoïdienne, et à contrôler les voies que suit l'infection pour gagner, en partant de l'oreille moyenne, les parois du sinus. C'est ce modeste travail que nous apportons aujourd'hui. Nous avons soigneusement, en parcourant les traités classiques et les publications spéciales, noté les voies anormales de l'infection sinusienne. C'est sur elles que nous voulons attirer l'attention. Pour être rares, elles n'en sont pas moins importantes, car de leur connaissance découle le précepte thérapeutique de ne pas s'arrêter devant une corticale interne jugée saine quand existent des signes de thrombophlébite.

Nous étudierons donc successivement :

1° Les voies normales d'infection sinusienne et ici nous serons court.

2° Les voies rares et anormales.

3° Les symptômes des thrombo-phlébites du sinus latéral.

4° Le traitement.

CHAPITRE PREMIER

VOIES NORMALES DE L'INFECTION DU SINUS

Avant d'entreprendre cette étude, nous devons indiquer en quelques lignes la situation du sinus latéral par rapport aux cavités de l'oreille moyenne et surtout par rapport aux cellules mastoïdiennes. Si nous parcourons les classiques, nous voyons que la situation du sinus latéral par rapport aux cellules mastoïdiennes est assez peu précise.

Pour Testut (1), les cavités mastoïdiennes sont limitées par la face postérieure du rocher et par la face interne de la portion mastoïdienne du temporal. Entre les deux se trouve une gouttière profonde à direction verticale dans laquelle se loge à l'état frais la portion descendante du sinus latéral. En ce point, les cavités mastoïdiennes et le vaisseau veineux sont séparés par une lame osseuse de tissu compact qui, sur certains sujets, est très épaisse mais qui, sur d'autres, est mince, transparente, papyracée, cédant sous le doigt. Cette lame osseuse peut même manquer sur une étendue plus ou moins considérable et dans ce cas, la paroi vasculaire et le

(1) *Traité d'anatomie*, tome III, page 593.

revêtement muqueux des cellules osseuses se trouvent en contact immédiat.

Pour Poirier (1), la situation du sinus est très variable, tant au point de vue des rapports avec le conduit auditif externe, qu'avec les cellules mastoïdiennes. L'épaisseur d'os qu'il faut traverser pour atteindre le sinus est très variable, suivant le volume de la mastoïde, suivant le développement des cellules et surtout suivant la situation du sinus. En règle générale, on peut cependant dire que le sinus est plus profond à mesure qu'on se rapproche davantage de la base de l'apophyse. En ce point, la distance avec les cellules mastoïdiennes est au maximum 1 centimètre à 1 centimètre et demi, dans sa partie moyenne, 5 millimètres environ.

Ricard (*Gazette des hôpitaux*, 1889), s'occupe surtout de la situation du sinus dans le sens antéro-postérieur et n'indique pas la situation exacte par rapport aux cellules mastoïdiennes.

Broca (1), auquel nous devons une excellente étude des rapports de la mastoïde et du sinus latéral, précise comme suit la position qui nous occupe :

La disposition signalée par Hessler, siège antérieur du sinus en avant de l'antre, est très rare. Dans la majorité des cas, le sinus latéral, au-dessous de son coude, descend derrière une lame compacte formée par l'écaille mastoïdienne. Il n'y a pas de cellules mais une lame diploïque entre deux lames compactes comme dans le reste de la voûte du crâne. Si le sinus restait toujours cantonné dans cette région, il serait toujours fort loin de l'apophyse proprement dite, mais il suffit d'avoir regardé la face interne de quelques crânes

(1) *Anatomie médico-chirurgicale*, page 291.
(2) *Chirurgie opératoire de l'oreille moyenne.*

pour savoir que la gouttière latérale est plus ou moins large, que son coude est plus ou moins haut et plus ou moins en avant, non seulement d'un sujet à l'autre, mais même d'un côté à l'autre, et la règle générale est que la gouttière latérale soit plus large et plus profonde à droite qu'à gauche.

Quand la gouttière est très large, très profonde et très antérieure, elle vient faire saillie dans la cavité de l'antre dont la sépare une mince lamelle osseuse. Cette disposition est rare chez l'enfant à cause du peu de développement de la mastoïde, elle s'exagère chez l'adulte et chez le vieillard.

Dans ce dernier cas, grâce au développement du conduit auditif externe et du cône osseux, l'antre devient plus externe, plus postérieur et, par contre, le sinus devient plus superficiel et plus postérieur. Les deux organes primitivement séparés par une distance d'au moins 1 centimètre dans le sens antéro-postérieur et de 5 millimètres dans le sens transverse, arrivent presque au contact et souvent le sinus vient faire saillie dans la cavité antrale.

Comme exemple remarquable de ces sinus superficiels qui sont, comme on le sait, beaucoup plus fréquents à droite, nous avons vu récemment M. Lannois rechercher le sinus pour en faire l'ouverture de propos délibéré dans un cas où il soupçonnait une thrombose et le trouver sous une corticale externe qui n'avait pas plus d'un millimètre d'épaisseur.

Cette disposition normale chez l'adulte et chez le vieillard s'exagère encore chez certains sujets. Les auteurs (1) ont coutume de diviser les mastoïdes en apophyses scléreuses, diploïtiques ou pneumatiques, suivant le nombre et le volume

(1) Zuckerkandl : *Archiv für Ohrenheilk.*, 1888, 2e volume, page 215.

de leurs cellules. On conçoit aisément que dans les apophyses pneumatiques où les cellules sont volumineuses, séparées entre elles par des travées d'une minceur extrême, il existe des rapports intimes entre la cavité de l'antre et la dure-mère du sinus. Ces rapports vont trouver leur importance dans la pathogénie des affections sinusales.

À la suite d'une otite, souvent avec rétention au niveau de l'attique, soit par des bourgeons charnus, soit par le siège trop élevé de la perforation tympanique, la muqueuse qui tapisse les cellules mastoïdiennes s'infecte à son tour. Que va-t-il arriver ? Si la corticale externe est mince, papyracée, une perforation de celle-ci aura lieu et le pus se fera jour à l'extérieur ; mais si, au contraire, la corticale externe est résistante, si elle a subi une éburnation à laquelle les atteintes antérieures de mastoïdite ne sont pas étrangères, l'infection se propagera vers la corticale interne et celle-ci sera le plus souvent trop faible pour la contenir. La corticale interne, mince, transparente, n'opposera point une résistance suffisante et une infection même légère pourra provoquer une périostite de la face interne (1).

Bezold (*Manuel des maladies des oreilles de Schwartze*, 1893), a examiné à ce point de vue quatre cents temporaux.
1893, a examiné à ce point de vue quatre cents temporaux.
Vingt-deux fois, il a trouvé la face interne d'une minceur telle qu'il était facile de la perforer avec le doigt. L'incisure elle-même était percée d'une série d'orifices vasculaires plus ou moins grands conduisant dans l'intérieur de l'apophyse. Quatre fois sur ces quatre cents temporaux, on pouvait voir sur la face interne de l'apophyse ou sur l'incisure

(1) Bonain : *Communication à la Société française de laryngologie*, 1897.

de grosses ouvertures survenues par une déhiscence spontanée de la paroi des cellules pneumatiques ; six fois cette partie de l'os était brisée par le fait de la minceur de la paroi. Une fois enfin, Bezold a trouvé sur la face interne de l'apophyse un orifice arrondi autour duquel l'os, très poreux, était perforé de trous vasculaires anormalement développés ; on pouvait donc en conclure qu'un processus purulent avait détruit la paroi en cet endroit. Cette conclusion était d'autant plus vraisemblable qu'il existait un orifice analogue sur la face externe de l'apophyse.

Une aussi faible barrière ne saurait s'opposer efficacement à l'envahissement du sinus latéral par l'infection, aussi dans un grand nombre de cas la corticale interne est atteinte.

L'inflammation de la muqueuse antrale se traduit d'abord par des fongosités, puis survient la fonte purulente. Alors les fongosités et le pus exercent de concert leur action sur les parois des cellules mastoïdiennes. Et dans ce processus, c'est la corticale interne qui, malgré l'opinion de Politzer, va céder ; la paroi externe est plus épaisse, elle s'éburne souvent à la suite du processus inflammatoire, autant de raisons qui militent pour l'envahissement de la corticale interne. Le pus ne pouvant franchir l'obstacle externe se portera du côté du cerveau.

Au début, la table interne perd sa coloration blanche normale pour devenir rose ou violacée, puis elle se ramollit, devient spongieuse et friable. Un léger pointillé jaunâtre à peine perceptible d'abord ne tarde pas à se montrer indiquant la raréfaction de l'os. Succèdent ensuite des plaques jaunes noirâtres auxquelles font suite des plaques de même coloration pouvant atteindre quelques millimètres de diamètre. Ces plaques ordinairement très spongieuses et facilement perméables par un stylet peuvent aller s'agrandissant, mais souvent quand elles ont atteint un certain diamètre (quelques millimètres environ), elles se séparent du reste de l'os formant ainsi un séquestre qui pourra s'éliminer à la première occasion, laissant à sa place une perte de substance aux bords amincis, formant un véritable trou comblé par un magma osseux que le lavage fait disparaître ou par des excroissances granuleuses. Ces lésions occupent soit le toit de l'antre, soit la gouttière sigmoïde. Rien ne sépare alors le sinus de l'infection (1).

Tel est le mécanisme de l'infection du sinus veineux. Politzer résume ainsi la pathogénie de ces thromboses : otite, mastoïdite, perforation de la paroi interne de la mastoïde, thrombose du sinus : « Après avoir enlevé la paroi de la veine, on trouve une perforation de l'os de grandeur variable, qui communique rarement avec la caisse du tympan par l'intermédiaire d'un conduit fistuleux traversant le segment postéreur de la pyramide, très rarement encore par l'intermédiaire d'un trajet conduisant du conduit auditif à la paroi interne du sinus ; le plus souvent le sinus communique directement avec les cellules mastoïdiennes. Le pourtour du segment du tissu détruit par nécrose est parfois ramolli et atteint d'ostéoporose sur une grande étendue, tandis qu'en d'autres points se développent des ostéophytes plats ou irréguliers. »

C'est par ce mécanisme que se produit la thrombose dans l'immense majorité des observations que nous avons dépouillées tant dans les traités classiques que dans les

(1) Pour les lésions de la table interne, consulter thèse Vialle, Bordeaux, 1899.

publications spéciales. Après avoir trépané la mastoïde, le chirurgien a trouvé tantôt un séquestre, fragment de la corticale interne détruite, et il lui a suffi de l'enlever pour mettre à nu le sinus et toucher du doigt le mécanisme de l'infection phlébitique. Tantôt même et le plus souvent, le sinus est apparu à travers la brèche mastoïdienne, recouvert de fongosités ou baignant dans le pus ; la corticale interne était détruite et rien ne s'opposait au passage des éléments infectieux de l'antre mastoïdien jusqu'au sinus.

CHAPITRE II

LES VOIES RARES ET ANORMALES

De ce que dans la majorité des cas la paroi interne de la mastoïde a été l'intermédiaire obligé entre l'infection des cellules et la thrombose du sinus, il ne faudrait pas croire que cette voie d'infection soit la seule possible. Dans des cas très rares, à vrai dire, la corticale fut trouvée saine et on dut chercher une autre explication de l'infection sinusienne. C'est à l'étude de ces voies d'infection rares et anormales que nous allons consacrer les pages qui suivent.

Politzer (loco citato) les signalait déjà : « Dans quelques cas il peut y avoir phlébite du sinus avec apparence normale de l'os ; on trouve alors fréquemment entre le sinus et l'apophyse mastoïde une portion osseuse transparente très mince avec de petites ouvertures nombreuses par où passent les veines du revêtement muqueux pour se rendre dans le sinus ; or il est certain que, en particulier dans le processus septique de l'oreille moyenne, l'inflammation peut se propager au sinus par l'intermédiaire de ces veines. En effet, dans leur intérieur l'accroissement de pression provenant de la sécrétion d'un exsudat sanieux dans la caisse ou dans l'apophyse mastoïde fait facilement pénétrer une partie du liquide dans ces vaisseaux veineux et il peut en résulter une phlébite septique par contact de l'exsudat avec la paroi du sinus veineux. » Bien qu'on trouve dans ces lignes un écho des théories de Wirchow alors régnantes au sujet de la phlébite par pénétration du pus dans les veines, la description de Politzer fut reprise par la plupart des auteurs et nous la trouvons presque sans modifications dans tous les traités d'otologie et de chirurgie s'occupant de la thrombose du sinus.

D'ailleurs le nouveau mécanisme de propagation indiqué par Politzer ne resté pas isolé. Les auristes signalent bientôt des cas de thrombo-phlébites consécutives aux otites moyennes sans que la mastoïde fût en cause ; il devait donc exister des voies nouvelles d'infection.

Dans une statistique de Hessler (*Handbuch der Ohrenheilkunde*, de Schartze, t. II, p. 624), on voit que dans 7 cas seulement la paroi du sinus était tout à fait normale, 16 fois elle était traversée par des vaisseaux dilatés et 26 fois il existait de véritables fistules osseuses.

Pour plus de clarté, nous devons ranger ces voies sous différents titres. Le sinus latéral peut s'infecter dans les otites soit par l'intermédiaire du conduit auditif externe, soit par l'intermédiaire du plancher de la caisse et la déhiscence du recessus hypo-tympanique, soit par l'intermédiaire des veines nombreuses et des lymphatiques unissant la circulation auriculaire à la circulation intra-cranienne, soit enfin par l'intermédiaire de ces cellules mastoïdiennes aberrantes du groupe postérieur sur lesquelles à la suite de Stanculeanu et Depoutre, de Toubert, nous devrons appeler l'attention. Dans les cas rares que nous aurons également à citer la propagation a pu également se faire par l'intermédiaire du labyrinthe (conduit auditif interne, aqueduc du vestibule). Dans une série de chapitres, nous allons étudier successivement ces voies d'entrée de l'infection.

BULBE DE LA JUGULAIRE ET CONDUIT AUDITIF EXTERNE

Les auteurs classiques ne signalent pas les rapports de la partie profonde du conduit auditif externe avec les gros troncs veineux, en particulier avec le bulbe de la jugulaire interne.

Testut dit qu'un intervalle de dix millimètres sépare le bulbe de la jugulaire de l'extrémité interne du conduit auditif externe.

Cependant Grüber (Société autrichienne d'otologie, 31 octobre 1899) signale un cas où le bulbe de la jugulaire pénétrait dans le conduit auditif externe. Bien qu'il ne s'agisse là que d'une exception, Grüber avouant n'avoir jamais rencontré de cas analogue, on conçoit aisément qu'une thrombose du bulbe de la jugulaire et du sinus puisse être la suite d'une suppuration même de l'oreille externe.

LES THROMBO-PHLÉBITES ET LES OTITES MOYENNES

Il est une partie de la caisse dont les inflammations peuvent retentir sur le sinus par l'intermédiaire du bulbe de la jugulaire interne qui lui fait suite ; nous voulons parler du recessus hypo-tympanique et de la région que les auristes désignent sous le nom de plancher de la caisse.

Les anatomistes signalent les rapports qui unissent le cavum avec la fosse jugulaire. Testut écrit : « L'épaisseur de la paroi inférieure de la caisse varie beaucoup ; tantôt elle est formée de deux lames de tissu compact, emprisonnant entre elles une couche plus ou moins dense de tissu spongieux, tantôt ce n'est qu'une simple lame de tissu compact mince, transparente. On a même observé sur cette paroi comme sur la supérieure de véritables pertes de substance (Friedlowsky). Au-dessous se trouvent la fosse jugulaire et le golfe de la jugulaire qui y est contenu. C'est là un voisinage fâcheux ; on conçoit en effet qu'une fracture du temporal portant sur la paroi inférieure de la caisse puisse avoir pour conséquence une déchirure veineuse ; d'autre part, on a vu des affections inflammatoires de la caisse se propager de proche en proche jusqu'au golfe de la jugulaire et déterminer dans ce vaisseau une thrombose mortelle. »

Dans tous les auteurs nous trouvons une description analogue. Tous insistent sur les rapports intimes du recessus tympanique et du bulbe de la jugulaire. Rozier (1) qui vient de consacrer une récente étude au plancher de la caisse, s'exprime en ces mots : « Le recessus tympanique et surtout la fosse sous-pyramidale ont une importance très grande dans la pathogénie des affections otitiques. En effet par sa profondeur qui dans quelques cas (18,5 p. 100) d'après notre statistique peut aller jusqu'à six ou sept millimètres, par sa continuité avec le recessus et sa situation en contre-bas par rapport à la paroi inférieure du recessus, cette cavité devient un réservoir fort propice au pus qui envahit le recessus.

« Par sa situation elle est très difficilement accessible à la

(1) *Annales des maladies de l'oreille, du nez, du larynx et du pharynx*, avril 1902.

cureité. Le voisinage du sinus latéral, de la fosse jugulaire, des cellules mastoïdiennes, et de quelques petites veines qui viendraient du fond du sinus pour aller à la muqueuse de la caisse peut être la cause d'infections de toute sorte.

Nous avons recherché dans la littérature médicale les cas où le bulbe de la jugulaire venait faire saillie dans la caisse et nous en avons trouvé un grand nombre. Nous ne ferons que citer les principaux.

Grüber (loco citato) présente deux temporaux sur lesquels cette saillie du golfe de la jugulaire dans le recessus est évidente.

Politzer (Société autrichienne d'otologie, 1898, 28 juin) présente une pièce anatomique faisant partie d'un temporal sain. Sous la niche de la fenêtre ronde existe un petit canal de cinq millimètres de long sur un millimètre et demi de large, qui traversant la paroi inférieure de la caisse du tympan se porte à la partie antérieure de la fosse jugulaire.

Ricardo Botey (*Annales des maladies des oreilles et du larynx*, 1899) cite le cas d'une pièce de sa collection où la partie inférieure de la caisse est bombée vers la cavité du tympan par le golfe de la veine jugulaire. A ce niveau l'épaisseur de la paroi osseuse est très minime et au centre existent deux petites déchirures ou perforations.

Gomperz (*Wien. med. Woch.*, n° 4, 1895) cite plusieurs cas analogues ; il aurait même vu la jugulaire interne ou plutôt son golfe venir faire saillie au niveau du tympan et être intéressé par la paracentèse.

Cagnola (*Gazetta degli Ospedali*, 19 février 1899), aurait vu de même une communication très nette entre le vestibule de la cavité tympanique et la fosse jugulaire.

Ces perforations sont donc relativement fréquentes surtout

à droite (Grüber). Si nous voulons connaître leur importance dans la pathogénie de la thrombose de la jugulaire et du sinus latéral, il nous suffira de quelques instants pour nous convaincre.

Grüber (29 oct. 1895, communication à la Société d'otologie) rapporte l'observation d'une femme de dix-neuf ans qui mourut en six jours d'une otite aiguë non traitée, la malade ayant refusé l'intervention. La mort survint au milieu de phénomènes généraux, frissons, température, délire, albuminurie. L'autopsie montra une thrombo-phlébite de la jugulaire gauche dont le golfe couvert de pus était saillant dans la caisse.

Gradenigo (Congrès de la Société d'otologie et de laryngologie, 1897), rapporte l'observation d'un malade chez lequel le cours de l'affection et le résultat de l'opération permettaient d'écarter une thrombose du sinus latéral. A l'autopsie, on reconnut une thrombose primitive du bulbe supérieur de la jugulaire qui s'était propagée au sinus à la dernière période.

Une place à part doit être faite au travail très important de Leutert (*Uber die otitische Pyämie* in *Archiv. f. Ohrenh.*, Bd 51) qui a bien mis en évidence la fréquence relative de ces thromboses ayant leur point de départ dans le golfe de la jugulaire.

Schmitz (*Archiv. für Ohrenh.*, 51, volume I, 1900) cite un cas analogue. Un enfant d'un an est apporté mourant à la consultation, sa respiration est embarrassée avec un bruit de sténose inspiratoire. Il porte une vieille otorrhée droite. Sous l'apophyse mastoïde est apparue, un jour précédent, une tumeur grosse comme un œuf de poule. Diagnostic : abcès rétro-pharyngien. L'incision ne laisse pas couler de pus, mais du sang en partie liquide, en partie coagulé. Malgré le traitement et la trachéotomie, le malade ne tarde pas à succomber. D'après l'autopsie Schmitz conclut que l'infection est partie du foyer de la caisse et que la thrombose est survenue secondairement. Il s'agissait donc d'une thrombose otogène directe du bulbe de la jugulaire.

Citons enfin en terminant, un important mémoire de Stenger (*Zur Thrombose des Bulbus venae jugularis*, *Archiv. für Ohrenh.*, janv. 1902) qui renferme une série de belles planches montrant les rapports du golfe et de la caisse.

Nous avons tenu à rapporter avec quelques détails, ces faits où s'est effectuée une propagation directe de l'infection de l'oreille moyenne au bulbe de la jugulaire. De ce dernier au sinus il n'y a qu'un pas, franchi d'ailleurs dans le cas de Gradenigo. Bien que la présence du pus dans les cellules mastoïdiennes ne soit pas notée expressément, nous sommes en présence d'une otite compliquée de thrombophlébite. Pour avoir suivi une voie indirecte, l'infection auriculaire n'en avait pas moins gagné le sinus.

Nous ajouterons que dans notre observation I. M. Launois ayant constaté pendant l'intervention l'intégrité de la paroi postérieure de l'antre, s'était tout d'abord rattaché à cette idée de la possibilité de la thrombose du golfe jugulaire, ce qui ne fut pas confirmé par l'autopsie.

LE SINUS LATÉRAL ET LES PETITES VEINES MASTOÏDIENNES

Il existe une autre voie d'infection du sinus, nous voulons parler des veines nombreuses qui parcourent les orifices du temporal et qui vont se jeter soit dans le sinus latéral, soit dans le bulbe de la jugulaire.

Bien que ces veines n'aient pas été l'objet d'un travail spécial, elles sont citées par tous les anatomistes.

Testut les signale, Poirier insiste sur leur importance pathologique, Politzer, Urbantschitsch, Broca et Maubrac (1) attirent l'attention sur le rôle qu'elles sont susceptibles de jouer dans la thrombose du sinus.

Ces veines proviennent soit des parois de la caisse, surtout de sa partie inférieure, soit de l'antre lui-même, et se portent soit à la jugulaire interne au niveau de son bulbe, soit au sinus latéral lui-même.

Dans sa chirurgie opératoire du système nerveux, Chipault a divisé ces veines en deux systèmes : le système tympano-jugulaire, et le système antro-sinusien. Ordinairement de petit volume, parfois cependant offrant un développement assez considérable, elles traversent les parois osseuses du temporal par les nombreux orifices dont cet os est criblé, et vont se jeter dans les gros vaisseaux de la base du crâne. Toute la circulation veineuse de l'antre, des cellules mastoïdiennes et de l'apophyse se compose de petits vaisseaux qui perforent la gouttière pyramidale et se jettent perpendiculairement dans le sinus latéral.

Ces veinules portent le pus de l'oreille moyenne au sinus et comme il n'est pas besoin pour cela d'effraction osseuse toujours lente à se faire, le transport de ces germes s'effectue avec la plus grande rapidité par ces voies veineuses prêtes à les charrier aussi rapidement que peuvent se constituer les thrombo-phlébites périutérines au cours de l'infection puerpérale. Ainsi naît la pyohémie dans les otites purulentes

(1) Laurens : *Rapport à la Société française d'otologie*, 1900.
Lermoyez : *Annales des maladies de l'oreille*, 1902.

aiguës malgré le peu de temps que celles-ci mettent à sa disposition.

Dans la statistique de Hessler on a pu démontrer 10 fois la propagation du pus de l'oreille au sinus par l'intermédiaire de ces petites veines. Cornet, dans une bonne thèse de Lyon (*De la thrombo-phlébite du sinus latéral*, 1900), cite cinq cas de ce genre.

Koerner pense que seules ces veinules intra-osseuses peuvent être thrombosées et que le sinus n'est point altéré par le germe qu'elles y déversent. Leutert prétend au contraire qu'il en résulte une thrombose pariétale intrasinusale. Mais nous admettons avec Politzer, fait d'ailleurs vérifié par nos observations I et II que nous rangeons nettement dans cette catégorie, qu'il n'est pas impossible non plus que la coagulation intrasinusale soit totale, et ainsi peut se manifester au cours de l'otite aiguë une phlébite oblitérante sans lésion osseuse perforative. D'ailleurs, dans l'observation II, le processus est très net. Le sillon ethmoïdal ouvert de propos délibéré, était limité de toutes parts par une corticale saine, doublée en dehors d'une couche de fines cellules apophysaires, saines également.

Donc pas d'ostéite sinusale, encore moins de fistule sigmoïdale, mais sur les fragments réséqués de cette paroi, on voyait nettement à travers les fissures et les lacunes vasculaires normales, les travées conjonctives épaisses qui venaient s'épanouir en bourgeons à l'intérieur de l'abcès sinusal.

Faisons remarquer aussi la possibilité de la sinusite par l'intermédiaire de la veine mastoïdienne dans les cas de lésions atteignant la face externe de la mastoïde. Deux cas en ont été publiés, l'un par von Troeltsch (*Arch. f. Ohrenh.*, t. IV), et par Küpper (*Archiv. f. Ohrenh.*, t. XI, cas 8).

Peut-être faudrait-il faire jouer un rôle aux communications lymphatiques. « Les gaines lymphatiques, dit Toubert, sont sinon démontrées, du moins admises chez l'homme, au travers des fosses nasales, pourquoi n'existeraient-elles point pour les annexes pneumatiques des fosses nasales et aussi pour celles de l'oreille moyenne, et si elles existent, ne servent-elles pas ici, comme partout ailleurs, de voie de propagation à l'infection.

DES CELLULES MASTOIDIENNES ABERRANTES JUXTA-SINUSALES

La thrombose du sinus peut enfin être produite par des lésions d'un groupe spécial de cellules parfois complètement isolées du système cellulaire mastoïdien central, nous voulons parler des cellules postérieures juxta-sinusales.

Dans la plupart des travaux portant sur la mastoïde, ces cellules n'ont pas été spécialement décrites. Si les auteurs les ont, les uns vues, les autres signalées, ils ne leur ont pas attribué l'importance que leur donne le voisinage du sinus latéral et des méninges.

Zuckerkandl les passe sous silence.

Politzer *(loc. cit.* p. 108), en reproduit un cas sans d'ailleurs y insister.

Siebenmann, *Mittelohr und Labyrinth*, p. 288, dit avoir trouvé sur le cadavre deux mastoïdes dont la partie antérieure était éburnée, la partie postérieure, au contraire, était diploïtique.

Mignon cite un cas analogue.

Laurens et Lombard (Congrès international d'otologie, 1900), rapportent deux exemples de mastoïdite des cellules postérieures.

Mouré et Lafarelle (*Revue hebdomadaire d'otologie*, 1901), publient le cas d'un malade chez lequel à l'autopsie on trouva une cellulite mastoïdienne postérieure avec abcès périsinusien. La cellule suppurée qui était restée inaperçue était séparée de l'évidement opératoire par un mur de tissu osseux compact, éburné, de 5 millimètres d'épaisseur.

Stanculeanu et Depoutre (*Annales des maladies de l'oreille*, 1901), et Depoutre (thèse Paris, 1901), ont consacré à ces cellules mastoïdiennes aberrantes une excellente étude, ce sont eux que nous allons suivre dans notre description.

Chez l'enfant, ces cellules sont rares, c'est chez l'adulte et le vieillard qu'elles présentent leur plus complet développement.

Elles peuvent présenter trois groupements différents :

a) *Groupe postéro-supérieur comprenant les cellules de l'angle postéro-supérieur de la mastoïde.* — Ces cellules sont proches du pariétal, elles sont en rapport du côté de la cavité cranienne avec les méninges et avec l'angle du sinus latéral. A leur niveau, la corticale interne est parfois réduite à une minceur extrême. Sur cent temporaux, Stanculeanu et Depoutre ont trouvé vingt-sept fois ce groupe cellulaire postéro-supérieur.

b) *Cellules mastoïdiennes postérieures.* — Ces cellules sont situées au même niveau que l'autre, elles s'étendent en arrière jusqu'à la gouttière sigmoïde : dans certains cas, elles passent derrière le sinus latéral (cellules rétro-sinusales). Les plus beaux cas des cellules rétro-sinusales se trouvent sur les temporaux, où la gouttière étant très profonde, le sinus est prolobé à l'intérieur de l'apophyse. Ces cellules existaient 13 fois sur 100, et 8 fois elles étaient rétro-sinusales ; une mince lamelle osseuse les séparait seulement du sinus.

c) *Cellules postéro-inférieures.* — Elles sont situées au-dessous et en dedans de la gouttière digastrique, elles longent la partie inférieure de la gouttière sigmoïde et vont même jusqu'au golfe de la jugulaire interne. Elles existeraient 10 fois environ.

Toutes ces cellules sont séparées de l'antre par une épaisseur variable, le plus souvent elles communiquent avec lui par l'intermédiaire du tissu diploïque, mais quelquefois ce tissu est compact et les cellules postérieures sont séparées de la paroi postérieure de l'antre par quelques millimètres et jusqu'à 1 centimètre de tissu compact. Le chirurgien sera donc averti et il ne négligera pas de porter ses recherches en arrière du niveau des cellules mastoïdiennes.

C'est qu'en effet existent des rapports très étroits entre ces cellules et le sinus latéral ; il n'y a souvent entre elles et le vaisseau qu'une lamelle osseuse d'une minceur extrême ; qu'il survienne une inflammation de la muqueuse de ces cellules, elle ne tardera pas à se propager vers la dure-mère de la gouttière sigmoïde et vers le sinus.

Malgré nos recherches, nous n'avons pas pu trouver de cas où la cellulite postérieure ait été l'intermédiaire entre une antrite et la thrombose du sinus latéral ; néanmoins ce processus est admis par Mignon, Stanculeanu et Depoutre. Toubert (*Annales des maladies de l'oreille*, juin 1902), y insistait de nouveau. D'ailleurs l'autopsie n'a pas été faite dans tous les cas où elle était possible, et la notion de la cellulite postérieure est de date trop récente, pour que l'attention des cliniciens ait été attirée sur son existence. Nous citerons cependant deux observations, une de Moure et Lafarolle, l'autre de Stanculeanu et Depoutre. Bien que le sinus ait été, dans ces deux cas, trouvé sain, il contenait du sang noir à son intérieur, ses parois baignaient dans le pus et ne devaient pas tarder à présenter des phénomènes irritatifs de phlébite et de thrombose.

PROPAGATION PAR LA PYRAMIDE DU ROCHER

Pour être complet nous signalerons enfin la possibilité de la propagation par le labyrinthe lui-même plus ou moins envahi par la suppuration et le processus de nécrose. Deux observations de ce genre sont indiquées par Hessler. Dans un cas, la propagation s'était faite par l'intermédiaire du conduit auditif interne, cas de Beck (*Sinus thrombose und Pyaemie infolge von Otitis interna*, in *Zeits f. Prat. Ærzte*, t. XXXIII, 1833). Dans l'autre, elle avait eu lieu par l'aqueduc du vestibule, cas de Rodhen et Kretschmann (*Zeits. f. Ohrenh.*, t. XXV).

Enfin dans un cas, il a été impossible à Schwartze (*Archiv. f. Ohrenh.*, t. XII, cas 36), de trouver par quelle voie s'était faite l'infection du sinus malgré un examen des plus attentifs.

CHAPITRE III

SYMPTOMES

Dans l'ét[illegible]e qui précède, nous avons vu que la thrombo phlébite du si[illegible]s latéral pouvait exister sans que rien, à l'ouverture d[illegible] antre mastoïdien pût la faire prévoir. Le chirurgien ser[illegible] one prévenu et même avec une corticale interne [illegible] il [illegible]gnostiquera une thrombo-phlébite quand apparaitront les symptômes sur lesquels il nous faut maintenant attirer l'attention.

Début : Le malade depuis longtemps présentait une otorrhée, lorsque surviennent des accidents aigus, mais il est loin d'en [illegible]tre toujours ainsi. La thrombo-phlébite peut survenir au cours d'une otite aiguë et plusieurs de nos observations en sont la preuve. Il semble même que ces derniers cas sont plus fréquents que les autres. Sans doute, Luc, Laurens (Congrès de Paris, 1900) soutiennent que la pyohémie con[illegible]utive aux otites aiguës survient sans que le sinus latéral soi[illegible] thrombosé, mais ils soutiennent aussi avec Larmoyez [illegible]), que parfois otite, mastoïdite et thrombo-phlébite sont contemporaines, et c'est particulièrement dans ces cas que la corticale interne reste saine ; les lésions osseuses ont le temps d'évoluer dans le cours d'une otite chronique et la paroi interne de la mastoïde se perfore dans les otites aiguës, les veinules se thrombosent d'emblée et le sinus ne tarde pas à être atteint. Quel que soit d'ailleurs le moment où apparait la lésion sinusienne, ces symptômes sont pathognomoniques.

Au cours d'une otite ancienne réchauffée par le streptocoque, et le plus souvent au milieu de symptômes d'une otite aiguë, le malade se plaint de céphalalgie violente généralisée, d'un peu d'abattement et d'inappétence. Déjà il existe une ascension thermique d'ailleurs inconstante (Villard, Congrès de Paris, 1895). Quand survient un grand frisson avec élévation de la température, 40° et plus, claquement de dents, sueurs profuses, la thrombo-phlébite est constituée.

Avec Laurens et, pour plus d'ordre, nous diviserons les symtômes en signes locaux, signes encéphaliques, signes de pyohémie ou signes généraux.

1° *Signes locaux*. — Parfois l'examen de la mastoïde révèle des symptômes de mastoïdite, mais les accidents peuvent être aigus au point de masquer la douleur à la pression de l'antre. Il existe dans la plupart des cas, un œdème de la région paramastoïdienne, œdème qui gagne progressivement la région frontale inférieure et orbitaire (observation I), et ne tarde pas à envahir la région cervicale. La palpation à ce niveau montre l'existence d'un cordon induré très douloureux répondant au siège de la jugulaire interne. Les ganglions carotidiens et le tissu cellulaire qui les entoure contribuent à la tuméfaction cervicale et masquent parfois le cordon de la jugulaire thrombosée (1). D'ailleurs cette exploration

(1) Colliney : Thèse de Paris, 1897.

est très douloureuse, les mouvements de la tête sont impossibles, ou tout au moins, ils ne s'obtiennent qu'au prix de vives souffrances. Les veines superficielles collatérales sont dilatées, enfin, du côté des globes oculaires apparaissent des troubles qui ont dans l'espèce une valeur de diagnostic considérable.

Parfois existe seulement un peu de parésie des pupilles ou un peu de photophobie et de larmoiement ; mais le plus souvent se manifestent soit de l'exophtalmie qui, dans l'observation I était très nette, parfois, et plus fréquemment encore, de l'œdème de la papille.

Celle-ci semble floue, nébuleuse, elle a comme perdu ses limites distinctes ; les veines qui semblent venir plus profondément que de coutume sont tortueuses, dilatées ; les artères sont amincies : c'est la papille de stase, la staungs papille des Allemands qui offre une valeur pathognomonique considérable.

A côté de ces troubles vasculaires nous devrions signaler des troubles nerveux (compression du IX, du X, du XI, dans le trou déchiré postérieur); mais nous n'avons pas eu l'occasion de les noter dans nos observations, nous n'y insisterons pas.

2° *Signes encéphaliques*. — Nous rangerons sous ce titre la céphalée localisée chez certains malades, diffuse chez les autres, siégeant ordinairement au niveau de la fosse temporale. Elle devient rapidement intense, au point d'arracher des plaintes au malade et elle ne lui laisse aucun repos.

Les vomissements sont fréquents et ils reconnaissent pour cause l'élévation de la température ; c'est encore à cette dernière qu'il faut attribuer les troubles de l'état psychique des malades, l'agitation et la dépression, parfois du délire. Ces derniers symptômes n'ayant d'ailleurs rien de pathognomonique et de précis font souvent défaut.

3° *Signes de septico-pyohémie.* — Les phénomènes généraux traduisent la toxi-infection de l'organisme ; la fièvre, les frissons et l'état général annoncent la septicémie et les métastases sont une manifestation de la pyohémie.

Les oscillations thermiques se reproduisent à intervalles variables et s'accompagnent de leur tableau clinique ordinaire : frisson, chaleur et sueurs.

Les troubles digestifs consistent surtout en anorexe absolue, vomissements et diarrhée ; la langue est sèche, le foie et la rate gros et douloureux. L'état général devient rapidement mauvais : le faciès se tire, les yeux s'excavent, le visage prend une teinte terreuse ou subictérique.

A ces symptômes se joignent d'autres accidents liés aux embolies septiques : abcès métastasiques du poumon, les métastases articulaires, musculaires, viscérales sont loin d'être rares et doivent être recherchées avec soin, car le malade, en raison de la torpeur dans laquelle il est plongé, ne songe pas à attirer l'attention sur une jointure ou une masse musculaire simplement douloureuse.

Tel est rapidement esquissé, le tableau clinique de la thrombose sinusienne : suivant l'allure spéciale de la maladie, suivant la prédominance de tel symptôme, on a décrit une forme typhoïde, une forme méningée, une forme pyohémique, des formes septicémiques et gangreneuses, mais il ne s'agit là que de la prédominance de tel ou tel symptôme et le clinicien averti trouvera toujours, à condition de les rechercher soigneusement, les signes suffisants pour asseoir un diagnostic précis. Il se basera sur les frissons, sur l'œdème mastoïdien et cervical, sur l'examen du fond de l'œil, sur les vomissements fréquents, enfin sur les signes de pyohémie et alors même qu'un de ces signes serait en défaut, il ne faudrait pas repousser l'existence possible d'une thrombo-phlébite.

L'avenir de ces malades est trop sombre pour qu'on puisse négliger une seule chance de salut. Sauf les cas de Griesinger, Zaufal, Schwartze, la mort est la terminaison ordinaire de l'affection qui nous occupe ; aussi le diagnostic de la thrombo-phlébite devra-t-il être porté le plus rapidement possible et alors même que la trépanation de l'antre montrerait une corticale saine, l'intervention doit être radicale.

C'est à la décrire que nous allons consacrer notre dernier chapitre.

CHAPITRE IV

TRAITEMENT

Nous avons vu plus haut que la thrombo-phlébite, dans quelques cas, avait pu guérir spontanément, mais ces cas sont l'exception ; le traitement chirurgical doit être institué dès que le diagnostic de phlébite du sinus paraît vraisemblable.

En présence d'un malade atteint d'une otite ou d'une mastoïdite ancienne, chez lequel apparaissent de grands frissons, un œdème douloureux de la région carotidienne et des phénomènes généraux graves, il faut voir quelle sera l'intervention.

Les procédés opératoires recommandés contre la thrombophlébite sont nombreux, et avec Laurens (Congrès de 1900), nous les diviserons pour plus de clarté.

I. — *Opération osseuse.*

a) Trépanation de la mastoïde et de la caisse.

b) Trépanation de la mastoïde avec ouverture de la loge sinusale.

II. — *Opération veineuse.*

a) Trépanation mastoïdienne et ouverture du sinus.

b) Ligature de la jugulaire interne seule et d'emblée.

c) Trépanation mastoïdienne avec incision de l'enveloppe du sinus, ligature de la jugulaire soit avant, soit après l'ouverture du sinus.

1° *Trépanation de l'apophyse et de la caisse.*

En présence d'une pyohémie otitique par thrombo-phlébite, plusieurs chirurgiens partant de cette idée qu'il suffit pour arrêter la thrombose d'ouvrir et de drainer le foyer mastoïdien, ont pratiqué une simple trépanation de l'apophyse mastoïde (Reinhardt, Schmiegelow, Schwartze, Knapp).

Hecke, dans les *Archives d'otologie*, 1893, page 16, cite un cas très net de thrombo-phlébite guérie, sans que le sinus latéral ait été recherché ni ouvert. Mais en se contentant de trépaner la mastoïde, on risque d'abandonner dans le sinus un caillot suppuré ou tout au moins infectieux, un caillot qui ne rétrocédera pas mais qui sera le point de départ d'embolies multiples.

Nous ne considérons cette technique que comme le premier temps d'une intervention qui doit être plus complète. De deux choses l'une, ou l'ostéite mène droit sur le sinus, et alors il est inadmissible qu'on s'arrête à mi-chemin, ou l'os est sain. Mais nous savons qu'une corticale interne paraissant normale peut recouvrir un sinus thrombosé. L'infection nous l'avons vu, a pu suivre la voie des petites veines mastoïdiennes, de la jugulaire interne au niveau de son bulbe.

La présence d'une corticale interne saine ne peut suffire à faire rejeter un diagnostic de thrombo-phlébites fermement établi ; il faut aller droit au vaisseau quand bien même on aurait des doutes.

2° *Trépanation mastoïdienne avec ouverture de la loge sinusale.*

Après l'ouverture de l'apophyse, quelques chirurgiens ont été conduits par des lésions de la corticale interne sur un abcès extra-dural périsinusien servant d'intermédiaire entre l'otite et la pyémie. Ils l'ont évacué sans toucher au sinus en apparence thrombosé. Nous ne discuterons pas longuement leur conduite ; n'est-ce pas tenter le sort que de laisser un foyer purulent, surtout quand il est mis à nu, en contact avec la circulation générale. C'est une loi en chirurgie qu'il faut donner issue au pus partout où il se trouve ; pourquoi donc s'arrêter devant un sinus renfermant un caillot suppuré ou en imminence de suppuration ?

3° *Trépanation mastoïdienne avec ouverture du sinus.*

« D'ailleurs aborder largement le sinus latéral, l'ouvrir même, il n'y a plus de quoi faire trembler les chirurgiens modernes. » (Broca et Maubrac.) Que de fois en cours d'une trépanation n'est-il pas arrivé au chirurgien de pénétrer dans le sinus par erreur ou par maladresse. Hessler a compté 16 cas dont 4 personnels, et tous terminés par la guérison. Tous les cas d'ailleurs sont loin d'être publiés. Bien conduit, le nettoyage du sinus thrombosé n'offre aucun danger ; il n'est plus discutable à l'heure actuelle, ne pas le pratiquer systématiquement dans le cas de thrombo-phlébite serait absolument irrationnel.

4° Ligature de la jugulaire interne seule.

Théoriquement, cette ligature aurait pour but de parer aux embolies gazeuses ou septiques pouvant se produire au moment de l'ouverture du sinus latéral ou pendant son curetage.

Mais cette ligature de la jugulaire ne saurait être qu'une intervention incomplète. « Lier la jugulaire, et laisser le sinus fermé, n'est-ce pas fermer le loup dans la bergerie ? » disait Broca. Les reproches que Rivière adressait à ce procédé gardent toute leur valeur.

a) Souvent en liant la jugulaire interne on a fait, grâce à une erreur diagnostique, une intervention au moins inutile, parfois dangereuse.

b) S'il y a thrombo-phlébite, la ligature isolée de la jugulaire conduit à laisser dans l'organisme un foyer infectieux avec toutes ses conséquences. Souvent les opérés ont payé de leur vie une intervention aussi incomplète (Lancial, Langenbeck).

5° Trépanation mastoïdienne, ouverture et curetage du sinus, ligature faite de la jugulaire.

Proposée par Zaufal, exécutée par Horsley, Ballance, Koerner, cette intervention devint rapidement classique.

La méthode de Zaufal consiste à faire une ligature de la jugulaire avant de trépaner la mastoïde et de désinfecter le sinus. La ligature s'opposerait aux embolies gazeuses et aux embolies septiques. Mais nous savons que souvent la jugulaire interne est thrombosée et, par conséquent, imperméable aux embolies gazeuses. D'autre part, les embolies septiques peuvent venir de la partie inférieure du vaisseau au-dessous de la ligature. Celle-ci, dans ces cas, est donc inutile pour ne pas dire dangereuse. Lambotte, Villard et Rivière (Congrès de chirurgie, 1897). Woss l'accuse même de favoriser les embolies septiques et surtout les embolies pulmonaires. Brieger lui attribue dans plusieurs cas la production de foyers méningés suppurés, et Gausen la production de la thrombo-phlébite des autres sinus.

Mais dans les cas où la thrombose paraît localisée au sinus ou à la partie supérieure de la jugulaire, les reproches attribués à la ligature de cette dernière ne sont plus valables. Elle constitue avec la désinfection du sinus et le tamponnement de la partie postérieure de ce dernier le meilleur traitement de la thrombo-phlébite sinusienne.

D'ailleurs les statistiques qui en l'espèce ont plus de valeur que les considérations théoriques plaident en faveur de la ligature.

a) Le nombre de guérisons est plus considérable quand on lie la jugulaire et quand on désinfecte le sinus.

b) Le pourcentage est meilleur quand la ligature précède le curage sinusal.

Les chiffres que rapporte Mignon sont suffisamment instructifs à ce sujet. — Thromboses opérées par le curetage seul : Koerner a 50 p. 100 de guérisons ; Forselle 53 p. 100 et Daelher thèse de Paris. 1894. 50 p. 100.

Thromboses opérées par curetage et ligature : Koerner 75 p. 100 ; Forselle 62 p. 100 et Ducellier 68 p. 100.

C'est donc la ligature de la jugulaire suivie d'un curetage soigneux du sinus que nous préconisons comme intervention. Toutes les fois que le diagnostic de thrombo-phlébite du sinus latéral sera porté, il faudra intervenir et le plus rapidement possible ; on fera successivement :

1° Une ligature de jugulaire au-dessous du thrombus.

2° La trépanation de la mastoïde et la recherche d'un point où la corticale interne détruite laisse le sinus à nu.

Si on ne trouve pas ce point on se souviendra qu'une corticale interne paraissant normale, peut cacher un sinus thrombosé ; on la fera sauter à la curette. Le sinus sera dénudé, s'il est jaune, sans battements, de consistance dure on le curettera pour enlever les caillots ; s'il est mou on fera une ponction ou une incision exploratrice et s'il s'en écoule du pus on fera suivant la pratique de Chipault une ligature en arrière près du pressoir.

OBSERVATIONS

OBSERVATION I (1)

(Dr Lannois)

P... F..., sept ans. Il y a deux ans que les oreilles coulent, à la suite d'une rougeole. Depuis quinze jours l'écoulement avait beaucoup diminué, sous l'influence du traitement suivi à la consultation où l'enfant avait été amenée au commencement du mois d'août.

26 août. — Examen difficile, l'enfant crie et se débat, on constate une petite perforation en bas et en arrière (Dr Chavanne)

Traitement : lavage et poudre d'acide borique.

29 août. — Ramenée à la consultation, on ne constate rien d'anormal. L'écoulement a diminué.

2 septembre. — L'enfant est vue pour la première fois par M. le Dr Lannois qui constate aussi une petite perforation en bas et en arrière.

5 septembre. — Le soir même de la dernière consultation, alors même qu'il n'y avait rien de spécial le matin (2 septembre) l'enfant a été prise assez subitement d'une douleur en arrière de l'oreille. Elle s'est plaint beaucoup, est devenue plus abattue avec des symptômes généraux de la fièvre. Cet état a persisté depuis le 2 au soir jusqu'à aujourd'hui sans amélioration.

(1) Recueillie par M. Porot, interne du service.

A la palpation on constate une peau sèche, très chaude; il doit y avoir une assez forte température, bien que l'on n'ait pas usé du thermomètre. L'examen est encore plus difficile que les jours précédents; elle ne veut pas laisser toucher à son oreille. Localement rien de plus spécial dans l'oreille, mais en arrière, un peu au-dessous de la pointe, existe un point très douloureux où la palpation révèle un peu d'empâtement diffus, ressemblant à de l'adénite avec réaction périganglionnaire. Pas de rougeur, ni d'œdème de la peau; la pression sur l'apophyse elle-même ne révèle rien et n'est pas douloureuse.

On recommande aux parents de la surveiller de très près et de la ramener au moindre symptôme d'aggravation générale ou de rougeur avec tuméfaction locale.

9 septembre. — Le Dr Lannois a été appelé hier soir par les parents auprès de l'enfant, l'état général s'était subitement aggravé : forte température, il y a eu des frissons et des vomissements. La douleur locale est plus vive et la plus légère palpation provoque des crises violentes. On amène l'enfant à l'hôpital et on décide d'intervenir malgré l'absence de signes nets, de faire une trépanation exploratrice de la mastoïde.

Première intervention (par le docteur Lannois). — Incision, ouverture de la mastoïde à la gouge. Les cellules mastoïdiennes superficielles ne présentent rien d'anormal, on croit voir cependant à un moment donné une petite goutte de pus s'échapper d'une cellule antérieure, mais une exploration soigneuse de cette région à la curette ne permet pas de confirmer cette découverte. A la pointe toutes les cellules sont reconnues saines, après décollement entier de la pointe; on ne trouve rien non plus dans la partie supérieure du sterno-cléido-mastoïdien; on se reporte en haut vers l'antre, et on trouve un peu de pus venu de la caisse. On pénètre dans celle-ci, on ouvre largement à la gouge et à la curette antre et caisse, après décollement du conduit auditif externe. Tout ce qu'on trouve, ce sont quelques fongosités, quelques concrétions épaisses ramenées par la curette de la caisse et probablement aussi de l'aditus. On se reporte enfin assez haut et en arrière, mais là non plus on ne trouve rien dans les cellules de cette région. Le curetage est fait très profondément, sans toutefois que l'on mette à nu la pie-mère, rien ne donnant l'éveil de ce côté, dans les parois de la cavité ainsi creusée.

Tamponnement et drainage à la gaze iodoformée sans sutures.

Le soir, temp. = 40°, vive agitation sans symptômes spéciaux, sans trace de réaction méningée.

10 septembre. — Etat général mauvais. A l'agitation d'hier soir a succédé un état de somnolence comateuse. L'examen tire un peu la malade de son coma, il lui arrache des cris, temp. = 39° 9; pouls vibrant, rapide = 130.

Pas de symptômes abdominaux. Examen pulmonaire négatif, aucun signe d'une autre affection organique ou infectueuse.

Pas de symptômes méningés, pas de raideur, ni de contracture. Pas de Kernig. Pas de troubles vaso-moteurs. Ventre souple. Incontinence d'urine.

11 septembre. — Etat général mauvais, pouls rapide = 160. Temp. 39° 4. Depuis hier la malade tousse ; matité à la base droite, sans souffle, sans foyer de râles.

Pansement. — Pas de pus, les mèches retirées sont sèches, rien ne sourd dans les parois de la cavité osseuse.

La palpation de la région sterno-cléido-mastoïdienne confirme la présence d'un paquet ganglionnaire à 1 centimètre 2 au-dessous de la pointe de l'apophyse.

12 septembre. — L'état général s'est aggravé.

Somnolence. Temp. = 41 hier soir, 39. 2 ce matin. Pouls rapide, vibrant à 140, sans irrégularité cependant.

Les yeux sont fermés. Plaintes continuelles, pas d'inégalité pupillaire, pupilles réagissent à la lumière. Attitude en chien de fusil avec raideur des jambes, signe de Kernig positif. Pas de troubles vaso-moteurs, pas de raie méningitique. Ventre non rétracté, un peu tendu cependant. Localement la palpation est toujours douloureuse au-dessous de l'apophyse mastoïde et provoque des cris. On défait le pansement et on trouve des signes qui font penser à une thrombo-phlébite du sinus latéral : raideur et immobilisation défensive de la région carotidienne droite, cordon jugulaire, paquet ganglionnaire parotidien. Un peu d'œdème de la région temporo-frontale avec œdème très marqué de la paupière supérieure. Réseau veineux très marqué dans toute cette région. La plaie a bon aspect et en aucun point de la cavité on ne voit sourdre du pus, ni on ne sent le point carié ou fistuleux. On fait le diagnostic de thrombo-phlébite du sinus propagée à la jugulaire et on décide une seconde intervention.

Seconde intervention. — (pratiquée par L. Laroyenne), (anesthésie à l'éther). Premier temps. — Une incision est faite pour la recherche de la jugulaire au niveau de la région carotidienne. Quelques petits ganglions rosés. On trouve une jugulaire affaissée à la partie inférieure, se présentant comme un cordon aplati blanchâtre, ayant plutôt l'aspect d'une artère. Cependant on sent les battements de l'artère au-dessous. Pendant toute cette exploration du paquet vasculo-nerveux, on voit à deux ou trois reprises la respiration se ralentir et se suspendre par tiraillements du pneumogastrique. Alerte. Injection d'éther et de caféine. La jugulaire est liée par deux fils de catgut de 1 centimètre et demi à 2 centimètres. On excise la portion intermédiaire. Dans le bout supérieur on trouve une queue de caillot flottante, venant de la partie supérieure du côté du sinus.

Deuxième temps. — On se reporte à la région mastoïdienne; incision horizontale prolongeant en arrière la cavité faite dans la mastoïde. Décollement à la rugine, on attaque à la gouge et au maillet la région du sinus. Pas d'hémorragie, mais après un coup de curette, on voit sourdre quelque chose de blanc et d'épais qui, primitivement pris pour du pus en effet, est vite reconnu être un caillot gélatineux. La curette en ramène un second plus long, vermiculaire, on est bien dans le sinus, mais il n'y a point de pus. Ce second caillot est expulsé spontanément, comme par une force a tergo et aussitôt un flot de sang noir fait issue.

Tamponnement à la gaze iodoformée qui file du côté de la fosse cérébelleuse. Pansement. Injection de sérum artificiel (600 grammes) pour combattre le shok opératoire.

Le soir, temp. = 39° 8, pouls rapide, même abattement.

13 septembre. — L'état général serait un peu meilleur, l'enfant entr'ouvre quelquefois les yeux. Il est en résolution musculaire, la raideur des membres inférieurs a disparu. Pas de troubles moteurs, pas d'hémiplégie. La sensibilité paraît conservée partout. Il semble y avoir un peu de retard de la perception et un peu d'hypéresthésie. Les réflexes sont impossibles à explorer, pas de Babinsky. L'œdème et la circulation collatérale ont disparu au niveau de la région fronto-temporale et de la paupière supérieure. Temp. = 40° 1; pouls rapide = 118. Un peu de dyspnée. La toux persiste. Il y a encore un peu de submatité à la base droite; en outre, au sommet droit et au dedans de l'omoplate on entend un souffle tubaire très net. Pas de râles.

14 septembre. — L'aspect général serait un peu meilleur, le coma moins marqué; toujours pas de signes méningitiques pas de raie, pas d'inégalité pupillaire, pas de Kernig. Pas d'hémiplégie, retard et hypéresthésie à la piqûre.

Pouls très rapide avec quelques irrégularités = 160. Dyspnée, toux, on entend moins bien le souffle tubaire du sommet droit, mais quelques râles humides.

Incontinence d'urine persiste, le ventre est un peu dur, constipation.

Injection de 600 grammes de sérum artificiel.

Il n'y a pas eu de vomissements.

15 septembre. — L'état général, toujours grave, semble l'être cependant un peu moins, l'enfant est plus éveillée, elle ouvre spontanément les yeux par moments, on peut constater qu'il y a de la dilatation pupillaire sans inégalité. Pas de symptômes d'irritation méningée · raideur, convulsions. Pouls rapide = 140.

Tousse toujours un peu; on a très nettement le souffle tubaire au sommet droit; pas de cyanose, dyspnée. Température continue à osciller entre 40° et 41°. Rien du coté des membres.

Injection de 300 grammes de sérum artificiel.

16 septembre. — La malade est morte ce matin à quatre heures sans phénomènes spéciaux, sans convulsions, sans cyanose et sans paralysies. Elle a beaucoup crié toute la nuit, a été très agitée, mais elle semblait avoir toute sa connaissance et était moins comateuse.

Elle était très pâle avec peau cireuse, mais n'est pas morte de dyspnée et n'avait pas de cyanose. Hier soir, elle avait une respiration un peu irrégulière, avec des pauses et des périodes d'apnée croissante, mais pas de vrai Cheyne-Stokes.

Autopsie 28 heures après la mort.

Appareil pleuro-pulmonaire. — *A droite* environ 200 grammes de liquide dans la plèvre, liquide rouge et purulent, le poumon est ratatiné, réduit au tiers du volume de l'autre, recouvert par la plèvre viscérale qui présente un mince enduit gris jaunâtre. Les lobes sont soudés entre eux par un peu de pleurésie interlobaire. A la coupe, le poumon est farci en tous points de petits infarctus de la grosseur d'un pois, les autres d'une noisette, les plus gros sont à la périphérie: tous sont en voie de purulence, quelques uns même franchement abcédés avec petites poches aux parois d'apparence kystique dont le contenu est une bouillie sableuse purulente D'autres infarctus un peu plus gros ont conservé encore leur consistance plus ferme. On les trouve surtout au niveau du lobe supérieur. La transformation purulente y est moins avancée et le lobe supérieur forme un bloc mieux hépatisé.

A gauche, il n'y a pas de liquide dans la plèvre, le poumon a conservé à peu près son volume normal. Mais à la coupe il est aussi farci de petits infarctus suppurés. Tous sont de petit volume, à peine en trouve-t-on un ou deux atteignant le volume d'un marron.

Péricarde-Cœur. — Pas de liquide dans le péricarde, caillot gélatineux agonique dans les cavités cardiaques et les gros vaisseaux; les valvules et les orifices sont normaux, l'endocarde a son aspect normal. Peut-être au niveau de l'orifice mitral sur les valvules a-t-il un aspect plus rosé, un peu congestionné, mais sans végétations.

Organes abdominaux. — Rien de spécial, rate un peu grosse, taches graisseuses. Rien, pas d'abcès, pas d'infarctus.

Encéphale et méninges. — Les méninges ont un aspect assez normal, il n'y a pas de stase veineuse bien marquée. Très léger degré d'hypérémie; pas de liquide en quantité anormale. Pas de plaques, pas de granulations ni à la convexité, ni à la base. Pas de trace de réaction inflammatoire ou purulente. La décortication est aisée. Dans la fosse cérébelleuse droite, on trouve un tampon dirigé en arrière et en dedans qui a éraillé un peu l'hémisphère cérébelleux correspondant.

Le cerveau est normal d'aspect à la coupe dans les deux hémisphères et ne donne rien à signaler. Pas de collection purulente.

Jugulaire et sinus. — Dissection de la région jugulaire, le bout inférieur de la jugulaire ne présente rien d'anormal. Il est affaissé, vide de sang et de caillots. Les parois ont un aspect à peu près normal.

Dans toute la région carotidienne, on trouve de nombreux ganglions rouges à la coupe, mais ni suppurés, ni caséeux; l'un de ces ganglions est beaucoup plus volumineux que les autres et atteint le volume d'un œuf de pigeon. Les ganglions satellites sont nombreux et atteignent le volume d'un pois environ.

Le bout supérieur de la jugulaire est mis à découvert; en rejoignant les deux plaies opératoires de la région carotidienne et de la région temporale, ce bout supérieur, du golfe à l'extrémité de section, mesure 4 centimètres. Incisée dans le sens de la longueur et ouverte, on voit que cette jugulaire contient du pus franc, jaunâtre, en petite quantité, étalé sur toute la paroi interne de la veine. Au niveau du golfe commence le caillot.

Examen des sinus et du golfe jugulaire. — L'ouverture du sinus latéral a été faite assez près du golfe. De chaque côté on retrouve le caillot qui occupe d'une part tout le golfe et d'autre part se prolonge en dedans dans le sinus latéral, jusqu'à environ 2 centimètres. Caillot blanchâtre et diffluent du côté du golfe, plus consistant et adhérent en poursuivant le trajet du sinus. Par places dans les endroits les plus diffluents, il a un aspect franchement suppuré.

Examen du rocher et de la mastoïde. Examen négatif.

Pas de lésions carieuses du sinus osseux latéral en aucun point. La cavité centrale est bien curetée et ne présente ni carie, ni séquestre. On ne trouve que des fongosités dans la caisse, et le recessus hippo-tympanique est séparé de la jugulaire par une épaisseur de 6 à 7 millimètres d'os normal. Rien non plus dans la pyramide du rocher à l'œil nu.

Examen bactériologique (Dr Lesieur)

Examen direct des frottis (12 septembre): globules de pus, quelques bacilles trapus, ne gardant pas le Gram.

Cultures pures de bacilles polymorphes, très mobiles, ne gardant pas le Gram.

Bouillon peptoné, trouble abondant, uniforme en vingt heures, à 37°; odeur. Mêmes résultats à 41°. Bouillon lactosé tournesolé: rougit en 18 heures. Lait : coagulé en 48 heures à 37°. Agar: stries blanc grisâtre. Pomme de terre : nappe boueuse en 24 heures. Gélatine non liquéfiée. Toutes ces cultures à l'air libre.

Inoculations

a) Du thrombus lui-même sous la peau du cobaye (12 septembre), mort en onze jours, avec œdème local, foie infectieux, grosse rate, congestion pulmonaire.

b) De 5 c.c., culture de vingt-quatre heures, en bouillon, dans le péritoine d'un cobaye (13 septembre), mort en trente-six heures avec légère ascite, fausses membranes péritonéales surtout périhépatiques, congestion hépatosplénique, intestinale et pulmonaire.

c) de 5 c.c. culture vingt-quatre heures, en bouillon, dans la veine marginale de l'oreille d'un lapin (15 septembre) : au bout de vingt- quatre heures prostration, dyspnée ; au bout de quarante-huit heures, rotation de la tête, secousses convulsives, mort en trois jours, avec une douzaine de petits abcès gros comme de petites têtes d'épingle dans chaque poumon, à la superficie et sur les coupes, contenant quelques bacilles ne retenant pas le Gram ; rien à l'encéphale.

En somme, bacille polymorphe mobile, ne gardant pas le Gram, ne liquéfiant pas la gélatine, végétant bien à 44°, faisant fermenter la lactose, poussant abondamment sur pommes de terre, donnant de la péritonite au cobaye = *Coli bacille*.

OBSERVATION II

(Lermoyez)

Annales des maladies de l'oreille, du nez et du pharynx. 1902 N° 1, page 16.

E.. F., âgé de 25 ans, entré à l'hôpital le 9 mai 1901 pour des accidents auriculaires datant de deux mois. En mars sont apparues de violentes douleurs de l'oreille droite suivies bientôt de suppuration. Jamais cette oreille, le malade est affirmatif sur ce point, n'avait antérieurement présenté quelque trouble que ce fût. Il s'adressa à la clinique d'otologie des sourds et muets où on lui prescrivit de l'alcool borique, bientôt l'écoulement cesse, mais de temps à autre une douleur sourde attire son attention sur l'oreille.

Le 1er mai les douleurs reparaissent intenses, la mastoïde rougit et se tuméfie, l'écoulement recommence.

Le 10 mai, à la visite, assez bon état général, cependant le malade garde le lit ayant eu température rectale 38°5, la veille au soir. Malgré cela il se sent bien, demande à se lever et à manger, et ne souffre plus de son oreille depuis la reprise de l'écoulement.

La mastoïde droite est un peu rouge, masquée à la pointe par un léger œdème qui empiète sur le cou. Deux points sont douloureux à la pression, sur l'antre et à la pointe, le bord postérieur n'est pas sensible.

Dans le conduit, un gros polype jeune, derrière lequel on croit deviner une chute de la paroi postéro-supérieure du conduit, masque le tympan ; très peu de pus. Ajoutons que le labyrinthe droit semble indemne, pas de vertiges, bonne perception osseuse de la montre. Weber latéralisé du côté suppurant. Rien à l'oreille gauche, rien au pharynx nasal, aucun trouble morbide dans le reste du corps.

Le diagnostic semble alors évident : otite purulente datant de deux mois, antrite par rétention.

Séance tenante ,ablation du polype, large paracentèse du tympan par laquelle le Politzer fait sortir une grande quantité de pus fétide. Glycérine phéniquée, drainage soigneux à la gaze stérilisée et pansement occlusif.

Le lendemain l'amélioration du malade est notable. Les douleurs spontanées ont presque totalement disparu. L'œdème et la douleur à la pression ont diminué, l'écoulement est abondant, mais constitué par du pus filant, sans odeur, température vespérale 38° 5.

Le 13, le malade a l'aspect grippé, bien qu'il se prétende plus à l'aise, il a eu hier un grand frisson et ce matin température = 39° 6, pouls à 120. Aucun symptôme nouveau, le cou est souple, les téguments mastoïdiens normaux, à peine de douleur à la pression apexienne, cependant, instruit par l'expérience de cas semblables, je me décide à l'intervention.

Trépanation au lieu d'élection. Traversée d'une zone saine, très congestionnée. L'apophyse est diploïtique, arrivée dans une cavité centrale assez grande, pleine de fongosités, mais sans rétention purulente. *Ouverture large et grattage de l'antre, dont les parois ne montrent pas d'ostéite. La trépanation mastoïdienne est alors continuée, d'abord en arrière, vers les cellules postérieures, puis vers la pointe, à la recherche d'un foyer qui puisse expliquer le frisson, nulle part il n'existe de zone d'ostéite et aucune fissure ne se montre qui conduise le stylet dans la profondeur.*

Je me décide à mettre à nu le sinus, la gouge qui va à sa rencontre ouvre une cavité d'où sort brusquement une sanie brunâtre, extrêmement fétide. La brèche osseuse, bien agrandie à la pince coupante, fait constater que j'ai ouvert un abcès intrasinusal, que le fond de la cavité est constitué par la paroi profonde du sinus latéral épaissie, lardacée. Nettoyage sérieux de ce clapier, tentative infructueuse pour extraire le caillot qui occupe le bout central du sinus et cathétérisme à la sonde cannelée du bout postérieur jusqu'à production d'une hémorragie abondante qui entraîne le caillot qui l'obstruait. Une longue mèche de gaze iodoformée forte est introduite aussi proprement que possible pour assurer l'hémostase. La plaie mastoïdienne est laissée ouverte sans suture.

Le 14 mai, la température est presque retombée à la normale, 37° 8.

Le 15 mai, hier soir, deuxième grand frisson de courte durée; une heure après, température rectale 39° 6. Cependant, l'état général paraît bon, pas de douleurs locales; prescription d'une forte dose de calomel en cas possible d'embarras gastro-intestinal.

Le 16 mai. — Malgré cela, hier encore, température 38° 8 et ce matin 37° 8. Eu égard à la persistance de la température en aiguille, aussi à cause du deuxième frisson, malgré le bon état général apparent du malade et le bien-être qu'il continue à éprouver, je présume que l'infection purulente continue à évoluer et j'obtiens du malade qu'il m'autorise à faire une nouvelle intervention : la ligature de la jugulaire interne.

Seconde intervention. — Découverte de la veine jugulaire interne droite dans toute la hauteur du cou. La veine est petite mais apparaît saine et bien distendue de sang liquide. Elle se remplit facilement, mais aussi bien de bas en haut que de haut en bas. La situation très elevée du tronc thyro-linguo-facial, m'oblige à interrompre la veine au-dessous de son embouchure.

Je résèque donc entre deux ligatures toute l'étendue de la veine, entre le confluent et l'entrée du médiastin.

Une éraillure accidentelle survenue au cours de cette manœuvre oblige à jeter deux ligatures de sûreté, une sur le tronc thyro-linguo-facial, l'autre sur la jugulaire interne au-dessus de ce tronc; car, par cette fissure le bout supérieur du sinus se met à saigner si abondamment qu'on s'étonne que le sinus pétreux inférieur puisse suffire à rétablir aussi bien la circulation veineuse du crâne interrompue au sinus latéral. Réunion immédiate de la plaie cervicale sans drain. A la mastoïde, plaie en bon état, pas de rétenton purulente, on ne touche pas à la mèche qui ferme le sinus en arrière.

7 mai. — Hier température 40°, ce matin 39° 6, pas de gonflement, pas d'œdème de la moitié droite de la face, pas de céphalée, aucun trouble intellectuel. Deux injections sous-cutanées de 250 grammes de sérum artificiel faible.
malgré quelques troubles digestifs: conjectives subictériques,
malgré quelques troubles digestifs: conjonctives subicériques, foie un peu gros, mais non douloureux à la pression.

19 mai. — Quatrième grand frisson, température 39° 8, urines épaisses sans albumine, diarrhée fétide. Nulle part on ne trouve d'abcès métastatique en formation.

20 mai. — Température 40°, hier soir; ce matin pansement sans chloroforme. Le cou, à droite, se montre fortement tendu,

on fait sauter toutes les sutures; il en sort un flot de pus, ce qui n'a rien d'étonnant, la plaie cervicale ayant été infectée malgré nos précautions par le sang aphylococcique sorti par l'éraillure de la jugulaire. Toute la plaie est soigneusement explorée à la sonde cannelée, mais on ne peut rétablir la communic tion avec la plaie mastoïdienne. La large cavité du cou est soigneusement drainée à la gaze iodoformée. Après, grand badigeonnage à la teinture d'iode. Plaie mastoïdienne assez belle, pas de pus retenu ni dans l'antre, ni au niveau du sinus; cependant quelques gouttes de pus assez fétide imprègnent la mèche laissée dans le conduit auditif.

24 mai. — Il n'y a plus de frisson depuis trois jours, la température baisse progressivement. Ce matin 37° 3, pour la première fois depuis l'entrée du malade à l'hôpital. La plaie du cou, pansée à la gaze iodoformée, se comble régulièrement. Plaie mastoïdienne convenable. La mèche qui tamponnait le bout du sinus latéral est prudemment retirée, à sa suite, il ne s'écoule ni pus, ni sang.

25 mai. — Température normale, bon état général, le malade guérit lentement de sa fistule mastoïdienne, malgré une intoxication iodoformique très nette et sur laquelle nous n'insisterons pas.

OBSERVATION III

(Ricardo Baley)

1899. *Annales des maladies de l'oreille, du nez et du larynx.* Tome I, page 568

J... M..., vingt-six ans, otite droite depuis l'enfance, avec, par intervalles, disparition de la sécrétion et douleurs vives indiquant une rétention.

Il y a trois semaines, douleurs violentes, suppuration très abondante, frissons. Le lendemain, la douleur s'étend au niveau de la région latérale droite du cou, on diagnostique otite moyenne, mastoïdite, perforation de la paroi postérieure de l'antre, phlébite du sinus et de la jugulaire interne.

Intervention. — Chloroforme. Incision de 11 cent. sur le bord antérieur du sterno-cléido-mastoïdien, ce muscle est écarté, la veine jugulaire séparée avec soin de la carotide est thrombosée. On la lie au catgut, puis on la résèque jusqu'au niveau du triangle maxillo-pharyngien.

Cette partie de l'intervention terminée, on passe à la trépanation de la mastoïde, de la caisse et de l'antre. Le périoste intact est très adhérent à l'os, la corticale est entamée au lieu d'élection, l'os est éburné sur une profondeur de plus de 1 centimètre. L'antre est réduite à une petite cavité pleine de fongosités baignant dans un pus épais. Malgré ce pus et ces fongosités, *la face interne est absolument intacte, pas le moindre pertuis osseux*, l'os est blanc, complètement uni ou à peu près.

L'aditus est ouvert à son tour, ses parois aussi bien que celles des cellules mastoïdiennes sont complètement intactes; en aucun point le stylet, même enfoncé avec une certaine force, ne peut trouver la moindre partie d'os friable, ni la moindre perforation. Après raclage avec la curette, l'os apparait blanc, uni, extrêmement dur. Aussi ne découvre-t-on pas le sinus latéral qui est supposé sain. Le tegmen tympani et le tegmen antri sont durs et paraissent imperforés, on ne les ouvre pas non plus. Le recessus hypotympanique offre une paroi inférieure, fortement rugueuse, un peu foncée, presque noire et assez friable; il s'en dégage un petit séquestre du volume d'un pois, puis un peu de pus noirâtre et fétide, le stylet introduit à la partie inférieure de la caisse pénètre à quatre ou cinq millim. près du bord inférieur de la fenêtre ronde. Il existe à ce niveau un petit pertuis étroit, à trajet sinueux.

L'intervention ne fut pas poussée plus loin, par crainte d'intéresser le golfe de la jugulaire.

Les suites furent excellentes jusqu'au cinquante-troisième jour. Le malade partit à la campagne; malheureusement il mourut, au septième jour, d'une broncho-pneumonie gauche avec pyo-pneumothorax.

OBSERVATION IV

(Berens)

Société d'Otologie de New-York.

28 mars 1899

A... M... âgé de vingt et un ans, entre à la consultation du Manhattan Eye and Ear Hospital, pour des douleurs de l'oreille droite et du côté droit du cou, qui avaient débuté la semaine précédente, accompagnées d'une tuméfaction du cou qui progresse lentement. Lors de son entrée, le gonflement s'étendait le long de la ligne du sterno-cléido-mastoïdien, jusqu'au niveau du cartillage thyroïde. Température 99° 5 Farenheit. L'examen des yeux est pratiqué le 13 janvier; on y trouve des altérations du fond de l'œil droit.

Intervention le 13 janvier. Ouverture de la mastoïde qui est perforée à son extrémité; cette perforation communique avec un abcès cervical qui descend jusqu'au niveau du cartilage cricoïde. La mastoïde remplie de pus et de granulations est curetée. *l'os n'est pas attaqué au niveau du sinus latéral.* Cependant, étant donnée l'altération du fond de l'œil, on le dénude, on ouvre, et il s'en écoule deux drachmes de pus. Le sinus fut soigneusement cureté. Au niveau du golfe de la jugulaire interne, il contenait du sang liquide. Ligature de la jugulaire interne au niveau du cartilage cricoïde. Les suites furent très simples, au bout d'un mois la malade quittait l'hôpital complètement guérie.

OBSERVATION V

(Orlow)

Deutsche medicine Wochenschrift, 1899

page 133

F..., vingt-sept ans, depuis dix ans otorrhée gauche; depuis trois semaines vives douleurs, empâtement mastoïdien avec fissure à la pointe supérieure consécutive à une incision ayant donné beaucoup de pus. État général de plus en plus grave.

Intervention. — Pas d'anesthésie, la malade est tellement affaiblie qu'elle ne se plaint pas pendant l'intervention.

Trépanation de la mastoïde; pas de carie, pas de lésions de la table interne. Au moment où on allait terminer l'intervention, l'ablation d'une lamelle osseuse saine, faisant partie de la table interne, donne issue à une petite quantité de pus animé de battements. La petite ouverture par laquelle il s'écoule est arrondie, elle faisait partie de la loge sinusale.

Lavage au sublimé, pansement à la gaze iodoformée.

Suites: Suppuration considérable par la plaie, amélioration rapide de l'état général; la malade quitta l'hôpital avec une fistule mastoïdienne qui fut longtemps à se guérir.

OBSERVATION VI

(Grunert)

Archiv für Ohrenheil

Tome I, page 2

Une jeune fille de dix ans, fut prise le 20 mars 1890, à la suite d'ablation de végétations adénoïdes, d'une otite moyenne aiguë à gauche. Huit jours après il existait des signes de mastoïdite, de la fièvre et quelques vertiges. Ouverture de l'apophyse, le 29 mars. *Les cellules mastoïdiennes sont pleines de pus, mais leurs parois osseuses paraissent saines et aucun signe ne permet de penser à une altération du sinus.* Seule une légère douleur, constatée déjà la veille, sur le trajet de la veine jugulaire eût pu faire songer à cette complication.

Or, loin de revenir à la normale, la température oscille les jours suivants entre 36° et 40° 5, puis il se développe des foyers douloureux à la cuisse gauche, au poignet, à la jambe droite, enfin dans la soirée du 4 avril, il survint un frisson de demi-heure de durée. Le 5 avril, le sinus latéral est mis à nu sur une étendue de 2 cent.; la couleur jaune de la paroi indique qu'il est rempli de pus; on lie la veine jugulaire en laissant au-dessus, toute la partie du vaisseau qui paraît thrombosée. On ouvre la veine et on pratique une contre-ouverture au niveau du sinus latéral On injecte alors dans la veine une solution de chlorure de sodium qui ressort par le sinus latéral en entraînant les parties purulentes du thrombus; l'injection est faite avec une force modérée, de façon à ne pas désagréger les caillots qui constituent aux limites du foyer principal, une barrière à l'infection. Tamponnement du sinus et de la plaie cervicale à la gaze iodoformée; quelques points de suture au cou. A partir de ce jour, il n'y eut plus de frissons, ni de foyers métastatiques nouveaux, toutefois la fièvre persista encore pendant deux ou trois semaines, particularité qui a été notée également dans les autres cas, où la ligature de la veine fut suivie de guérison. Cette fièvre était due sans doute à l'action des microbes qui auraient passé dans la circulation avant la ligature de la veine jugulaire. *Guérison.*

OBSERVATION VII

Jeune homme de seize ans, entré le 6 février 1897, dans le service du professeur Poncet. Porteur depuis plusieurs années d'une otite chronique, brusquement sont survenus des phénomènes graves : élévation de la température, vomissements, en même temps phénomènes douloureux du côté de la région temporale et mastoïdienne. A son entrée, le malade est couché dans le décubitus latéral gauche, plongé dans un état presque comateux; la tête est inclinée à gauche et toute l'attitude révèle des phénomènes douloureux, la face présente l'aspect ordinaire des infectés.

Mais on est frappé par un degré marqué d'exophtalmie plus accentué du côté gauche. Pas de paralysie des muscles de l'œil, les pupilles sont normales et mobiles, l'examen ophthalmoscopique, pratiquée par le docteur Louis Dor, montre une dilatation des veines retiniennes. Les veines de la face sont dilatées et gonflées, la temporale superficielle et la jugulaire externe font un relief marqué à gauche.

L'examen des régions auriculaires et mastoïdiennes permet de constater un léger écoulement purulent par le conduit auditif externe et l'absence de tuméfaction du côté de l'apophyse. Celle-ci n'est pas augmentée de volume, on n'en perçoit pas les contours. Peut-être existe-t-il un très léger degré d'œdème, la pression révèle un peu de douleur en ce point. Le long du sterno-cléido-mastoïdien gauche sensation d'un cordon induré qu'on pense la jugulaire interne thrombosée.

Langue sèche, température R. 40° 1, R. 48, pouls 130. Aucun symptômes du côté de la face ou des membres. Le docteur Rivière porte le diagnostic de phlébite sinusale, d'origine otique.

Intervention. — Docteur Villard, trépanation de la mastoïde, rien dans l'antre, pas d'altération osseuse; la cavité cranienne est ouvert à la gouge et au maillet. Le sinus latéral est thrombosé, d'aspect puriforme; il est ouvert et son trajet poursuivi du côté du pressoir d'Hérophile. La paroi du sinus est incisée sur une étendue de trois centimètres. On pénètre alors dans une partie saine du sinus; un jet de sang abondant indique que les lésions sont dépassées, un tamponnement à la gaze iodoformée arrête l'hémorragie.

Nettoyage et curetage de la cavité du sinus.

Ligature de la jugulaire interne à la partie inférieure du cou.

La veine jugulaire est malheureusement thrombosée jusqu'à son entrée dans le thorax.

Suites. — Légère amélioration après l'intervention.

Le troisième jour début d'une pneumonie septique droite; épanchement à la base droite. Le malade succombe le troisième jour, à des phénomènes de septico-pyohémie.

L'autopsie a montré qu'il s'agissait d'une otite chronique avec thrombose du sinus latéral. La veine jugulaire étant thrombosée jusqu'au niveau du tronc trachéo-bronchique.

Foyers multiples de pneumonie septique, avec phlébite des veines pulmonaires, pleurésie purulent droit contenant un litre de pus.

OBSERVATION VIII

(Tome I, page 171)

Résumé *dans* CHIPAULT, *Chirurgie opératoire du système nerveux*

Une fille, âgée de treize ans, otorrhée infantile double depuis trois jours, douleurs de tête et d'oreille du côté gauche de plus en plus intenses. Douleurs à la partie supérieure de la nuque, Vaisseaux du manche du marteau congestionnés; pas de saillie du tympan. Température 101° Farenheit.

Intervention. — Incision de deux pouces de long à un quart de pouce en arrière de l'insertion du pavillon de l'oreille gauche.

On trouve seulement quelques débris caséeux qui ne peuvent expliquer l'état général. On pense, à ce moment, à un abcès cérébral; on incise en haut et en arrière et on découvre à la gouge la dure-mère. Une aiguille aseptisée est plongée dans la substance cérébrale sans trouver de pus. L'ouverture durale est fermée au catgut; on agrandit l'ouverture osseuse, on découvre le sinus qui, à la ponction, ne laisse pas écouler de sang. L'aiguille est extrêmement fétide. Le sinus est incisé longitudinalement; il s'en échappe des gaz très odorants. Une sonde poussée du côté du pressoir d'Hérophile ne ramène pas de sang. Curetage du sinus. Lavage avec $HgCl^2$ à 1/3000. Ligature de la jugulaire. Trois jours après, nouveau curetage du sinus; les symptômes s'amendent progressivement et la malade sort de l'hôpital guérie deux mois et demi après son entrée.

OBSERVATION IX

P..., vingt-deux ans, soldat, entré à l'hôpital le 20 juin 1890. Rien dans les antécédents héréditaires.

Dans les antécédents personnels, otite bilatérale de l'enfance, ayant cessé au moment de la puberté. Deux jours auparavant, douleur à la déglutition et apparition de la suppuration auriculaire à gauche; l'apophyse mastoïde devient sensible.

A l'entrée. — Signes d'angine phlegmoneuse, l'incision d'un abcès amygdalien amène un soulagement rapide. La suppuration auriculaire persiste, mais la mastoïde reste indolore.

18 juillet. — Un mois plus tard, apparition de température 38° 7, de douleurs surtout occipitales, raie méningitique, légère sensibilité de la région carotidienne gauche. Pouls à 100.

Du 19 au 23 juillet. — Plus de douleurs de la nuque, plus de raie méningitique, la mastoïde reste indolore.

23 juillet. — Frisson très pénible. Température 39° 7; douleur frontale très vive.

24 juillet. — Intervention.

Ouverture de l'antre, le tissu spongieux de l'apophyse est facile à enlever, mais non ramolli. L'antre ne contient ni pus, ni fongosités.

La caisse est ouverte, son toit, ni celui de l'antre, ne sont pas ramollis. La petite curette ouvre, *en un point où l'os est sain*, la cavité cranienne; la dure-mère est normale.

25 juillet. — Nouveau frisson.

27 juillet. — Le malade est somnolent, abattu, les conjonctives sont subictériques, rien à l'examen de l'œil. Température 38° 2. Pouls fort et fréquent.

Le soir délire, hallucinations, élévation de la tête et des yeux à gauche; dyspnée.

Deuxième intervention. — Dénudation de la mastoïde, abrasion en arrière de l'antre sur un rectangle de 1 cent. 5 de haut, sur 2 cent. 5 de long. Le tissu spongieux est dur, éburné; pas de séquestre. La dénudation du sinus est lente et pénible, il est bleu au centre, jaune sur les bords. A l'incision, il coule un peu de sang noir, pas de pus; mais la petite curette ramène des débris fibrineux blanchâtres.

Tamponnement du sinus.

Ligature de la jugulaire qui n'est pas thrombosée.

Sérum artificiel.

Deux heures après, mort, sans que le malade ait repris connaissance.

Autopsie. — Méningite purulente de la base.

Le sinus latéral gauche est examiné avec le temporal. A la face externe du temporal, on trouve la petite perforation opératoire.

Dans le sinus latéral, caillot noir et débris fibrineux adhérents, dont l'arrachement entraîne la déchirure du sinus sur la face encéphalique du temporal intégrité de la dure-mère, le tissu osseux sous-jacent est normal.

OBSERVATION X

(Bar)

Communication à la société française d'Otologie

Mai 1901

Un cas de pyohémie otique avec dermato-myosite, thrombose apparente du sinus.

Femme de soixante-cinq ans, fut prise d'otite streptococcique de nature grippale, par la voie pharyngo-tubaire. Cette otite s'étendait bientôt à la mastoïde, et donna, avec frisson et fièvre, comme premier symptôme pyohémique, un ensemble de phénomènes douloureux avec contracture de la région carotidienne et de la nuque qui firent penser, malgré l'absence du cordon jugulaire à l'existence d'une thrombose du sinus latéral.

La mastoïde fut trépanée, *la corticale interne était saine*, le sinus latéral était sain aussi, mais l'évolution de la maladie :

rhumatisme infectieux, dermato-myosite de la cuisse droite, et enfin, terminaison par infarctus cardiaque, nous permet de supposer sinon une thrombose, du moins une phlébite du sinus d'origine otique.

OBSERVATION XI

(Moos)

Congrès de Rome 1894. — Section d'Otologie

Résumé

Homme de cinquante-quatre ans, alcoolique, se présente avec des phénomènes méningés; on incise la région mastoïdienne, l'apophyse est trépanée, les cellules sont pleines de pus.

La mort survient deux jours après, par septicémie. La fièvre ne présentait pas de type pyémique spécial.

Autopsie. — Thrombose du sinus latéral, sans communication avec l'abcès mastoïdien.

CONCLUSIONS

I. — Dans la majorité des cas, l'ostéite et la nécrose de la corticale interne servent d'intermédiaire entre la mastoïdite et la thrombose du sinus latéral.

II. — Dans quelques cas les lésions osseuses ne sont pas l'intermédiaire obligé entre le foyer otique et la lésion du sinus.

L'infection peut se propager :

α) Le plus souvent par la communication anormale entre la caisse du tympan et le bulbe de la jugulaire.

β) Par les petites veines unissant la circulation de la caisse et de la mastoïde à la circulation encéphalique.

γ) Enfin par les cellules mastoïdiennes aberrantes isolées de l'antre.

δ) Par le labyrinthe et la pyramide du rocher.

III. — Ainsi dans les cas douteux, quand on pense à la possibilité d'une thrombose, il ne faut pas s'arrêter devant une corticale interne saine.

IV. — Le seul traitement rationnel est la trépanation de l'antre et du sinus suivie de son curetage. La ligature de la jugulaire sera le plus souvent le premier temps de l'intervention opératoire.

BIBLIOGRAPHIE

Astier et Aschkinass. — La chirurgie de l'oreille.

Ricardo Botey. — Annales des maladies de l'oreille. etc., 1898-99.

Broca. — Pyohémie d'origine otique. *Semaine médicale*, 1901, p. 315

Broca et Lubet-Barbon. — Les suppurations de l'apophyse mastoïde.

Broca et Maubrac. — Traité de chirurgie cérébrale.

Castex. — Maladies de l'oreille dans Le Dentu et Delbet.

Chauvel. — Septicémie et septico-pyohémie d'origine otique. *Bulletin Société de chirurgie*, 1892. *Semaine médicale*, 1892, p. 267.

Chipault. — Chirurgie opératoire du système nerveux.

Collinet. — Les suppurations du cou consécutives aux affections de l'oreille. Thèse de Paris, 1897.

Cornet. — La thrombo-phlébite du sinus latéral, thèse de Lyon 1900.

Douare. — La septico-pyohémie d'origine otique, thèse de Lyon 1897.

Ducellier. — Traitement de la phlébite d'origine auriculaire par le curetage de ses sinus, Paris, 1894.

Duplay. — Les maladies d'oreille. *Traité de chirurgie*.

Garnault. — Précis des maladies de l'oreille.

Jourdanet. — Les abcès du cervelet, thèse de Lyon, 1891.

Lancial. — Thrombose des sinus de la dure-mère, thèse de Paris 1888.

Lannois. — Communication à la Société médicale des Hôpitaux. Octobre 1902.

Laurens. — *Annales des maladies de l'oreille*, 1897. Rapport au congrès de Paris, 1900.

Lermoyez. — *Annales des maladies des oreilles*, 1902.

LEUTERT. — Über die otische Pyämie.
MIGNON. — Les complications septiques de l'oreille moyenne.
POLITZER. — Traité des maladies des oreilles.
RIVIÈRE. — Complications cranio-cérébrales des otites. *Archives de laryngologie*, 1893.
RIVIÈRE et VILLARD. — Congrès de chirurgie, 1897.
URBANTSCHITSCH. — Traité des maladies des oreilles.
ROY. — Infection d'origine auriculaire sans thrombo-phlébite, Thèse de Paris.
ZAUFAL. — *Prag. med. Wochen.*, 1880-1884.

LYON
IMPRIMERIE A. STORCK ET Cie
Rue de la Méditerranée, 8

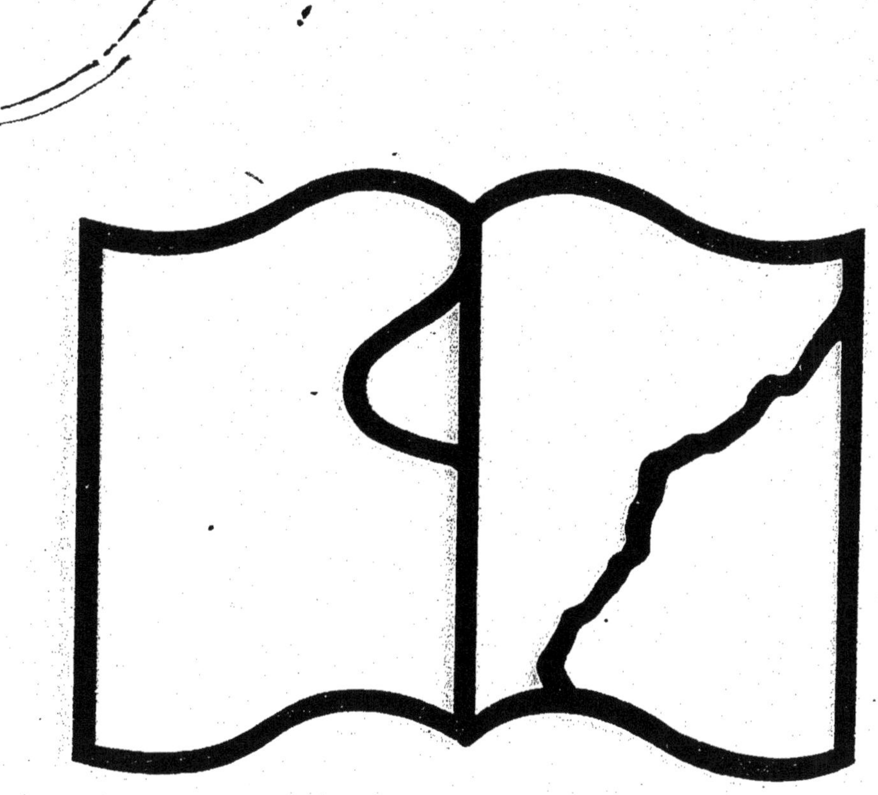

Texte détérioré — reliure défectueuse

NF Z 43-120-11

www.ingramcontent.com/pod-product-compliance
Ingram Content Group UK Ltd.
Pitfield, Milton Keynes, MK11 3LW, UK
UKHW020418230726
13925UKWH00004B/1514

9 782016 185933